BEI GRIN MACHT SICH IHR WISSEN BEZAHLT

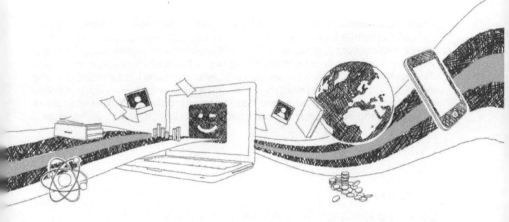
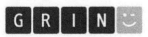

Bibliografische Information der Deutschen Nationalbibliothek:

Die Deutsche Bibliothek verzeichnet diese Publikation in der Deutschen National-
bibliografie; detaillierte bibliografische Daten sind im Internet über http://dnb.d-
nb.de/ abrufbar.

Impressum:

Copyright © 2001 GRIN Verlag, Open Publishing GmbH
Druck und Bindung: Books on Demand GmbH, Norderstedt Germany
ISBN: 9783638637084

Dieses Buch bei GRIN:

http://www.grin.com/de/e-book/1087/pflegetheorien-entstehung-einteilung-ent-
wicklung

Peter Harms

Pflegetheorien. Entstehung - Einteilung - Entwicklung

GRIN Verlag

GRIN - Your knowledge has value

Der GRIN Verlag publiziert seit 1998 wissenschaftliche Arbeiten von Studenten, Hochschullehrern und anderen Akademikern als eBook und gedrucktes Buch. Die Verlagswebsite www.grin.com ist die ideale Plattform zur Veröffentlichung von Hausarbeiten, Abschlussarbeiten, wissenschaftlichen Aufsätzen, Dissertationen und Fachbüchern.

Besuchen Sie uns im Internet:

http://www.grin.com/

http://www.facebook.com/grincom

http://www.twitter.com/grin_com

Ist das Pflegemodell von Peplau mit der Psych-PV vereinbar?

Peter Harms

1   Einleitung

Die Entscheidung für die vorliegende Hausarbeit fällt während der Vorlesungs-
reihe „Pflegetheorien und –modelle" im Lernbereich III. Das Curriculum für das
Hauptstudium Pflegemanagement sieht diesen Bereich für „Handlungsstrategien
und Praxismodelle der Pflege" vor. Der Verfasser (der Verf.) will mehr über Geschichte und Entwicklung solcher Theorie(n) erfahren, von denen er zwar des
öfteren gehört, aber letztlich doch immer zu wenig gewußt hat. Und noch weniger
in der Praxis erfahren hat.

Das ist nicht möglich, hat der Verf. immer wieder gehört. Das sei alles Theorie.
Und ist wieder zum Alltagswissen und zur Alltagstheorie zurückgekehrt. Aber das
ungute Gefühl, ein wichtiges Stück Pflegegeschichte versäumt zu haben, bleibt
immer bestehen. Und die Frage, ob diese Theorien alle „aus der Luft gegriffen"
sind oder vielleicht nicht doch in einen Kontext eingebettet sind, läßt ihn nicht
mehr los. Und nach 50 Jahren Pflegetheorie, von Florence Nightingale einmal
abgesehen, wird es Zeit mit einer Auseinandersetzung.

Der Verf. hat sich auf Empfehlung und aus eigenem Antrieb mit der Interaktionstheorie von Hildegard Peplau beschäftigen wollen. Er möchte in der Auseinandersetzung mit ihren Schriften bestätigt werden: daß Peplau einen, wenn nicht
den wichtigsten Kernbereich der Pflege beschrieben hat – die Beziehung zwischen
Pflegeperson und zu Pflegendem[1].

Die Arbeit versucht zunächst zu erklären, was unter einer Pflegetheorie ganz
allgemein zu verstehen ist und welche Modellarten unterschieden werden können.

Anschließend soll das Peplau-Modell skizziert werden. Hildegard Peplaus ei-
gener biographischer Hintergrund sowie ihre psychologischen Annahmen über die
Bedürfnisse und Ängste des Menschen erfordern aus Sicht des Verf. weitere Ein-

---

[1]   Auf die Dichotomie der Geschlechter wird im Text wg. besserer Lesbarkeit verzichtet. Wenn
nicht anders beschrieben, sind immer Frauen u. Männer gemeint.
Der Arbeit liegt die „Alte Rechtschreibung" zugrunde!

blicke auf die Wissenschaft, die sie beeinflußt und in ihrer Arbeit geprägt hat. Stellvertretend hierzu zwei Beispiele.

Es erfolgt eine Bedeutungseinschätzung für die psychiatrische Pflege, um über die Psychiatrie-Personalverordnung (Psych-PV) und den Platz, den Pflege darin zugewiesen bekommen hat: als zwar eigenständige, aber weiter von der Medizin abhängige Gruppe, zu schauen und festzustellen, ob das Pflegemodell kompatibel ist mit den Anforderungen der Personalverordnung.

Ist das Pflegemodell praxistauglich? Ein Fazit ist nötig. Schlußbemerkungen und ein aufgelisteter Anhang schließen die Arbeit ab, die für den Verf. pflegerisches Neuland bedeutet!

2 Was ist eine Pflegetheorie?

Das Wort Theorie entstammt der griechischen Sprache und meint den resultierenden Erkenntnisgewinn durch das Anschauen, das Betrachten.

Als Gegenbegriffe gelten einerseits das Handeln, das Geschäft, die Tätigkeit: die Praxis. Und andererseits die Übung und die Erfahrung durch den Versuch: die Empirie (vgl. Seiffert 1989, S. 368).

Aber was ist Pflegetheorie? Dieser Begriff gilt als nicht eindeutig, sondern wird unterschiedlich aufgefaßt und definiert, u.a. deshalb, weil auch die jeweilige Begrifflichkeit von Krankenpflege (wie beschreibt man Aufgaben und zentrale Funktionen) und Theorie (mit Blick auf Struktur, Inhalt und Funktion) nicht eindeutig und damit für alle einverständlich ist (vgl. Kirkevold 1997, S. 17).

Walter bezieht sich auf Schröck 1996 und Arets 1996, wenn er zusammenfassend festhält, daß unter Pflegetheorien formelle Aussagen oder Behauptungen zu verstehen sind, (...) „die eine Gesamtheit von miteinander verbundenen Konzepten darstellen, welche eine systematische Betrachtung eines Phänomens (aus dem Bereich der Pflege) ermöglichen. Diese Behauptungen sind zum einen so gestaltet, daß sie jederzeit nachvollziehbar, also überprüfbar sind. Zum anderen sollen

sie das Phänomen beschreiben, erklären und Voraussagen darüber ermöglichen"
(vgl. Walter 1999, S. 81).

Die wichtigsten Phasen der (amerikanischen) Theorieentwicklung in der Krankenpflege, von 1950-1990, hat Meleis 1991 in acht Phasen gegliedert. Von Kirkevold sind diese, nur leicht verändert, im abschließenden Anhang (1,2) dieser Arbeit abgebildet (vgl. Kirkevold 1997, S. 2-13).

Die amerikanische Entwicklung der Krankenpflege hat die kontinentaleuropäi-
sche in den letzten Jahrzehnten zunehmend beeinflußt, weil immer mehr Theorie
aus dem Amerikanischen in die jeweilige Landessprache übersetzt und damit für
die Praxis zugänglich gemacht werden konnte. Die britische Krankenpflege sei
hier ausgenommen, weil sie schon einen frühen Zugriff besitzt.

Im Rahmen seiner Diplomarbeit hat van Kampen eine kritische Rezeption amerikanischer Pflegemodelle unternommen. Dabei ist er u.a. auch der Frage nachge-
gangen, ob diese Theorien als solche überhaupt bezeichnet werden können. Ent-
sprechen diese überhaupt ausreichend wissenschaftlichen Kriterien oder handelt
es sich nicht „nur" um Modellvorstellungen und Ideen, deren wissenschaftlicher
Wert angezweifelt werden darf (vgl. van Kampen 1998, S. 19-20)?

Im folgenden Kapitel soll eine grobe Einteilung der Pflegetheorien gegeben
werden. Da es auch hier wieder sehr unterschiedliche Einteilungen gibt, möchte
der Verf. auf eine Arbeit von Hilde Steppe zurückgreifen, die sich wiederum an
Alaf Ibrahim Meleis orientiert (vgl. Steppe 1989, S.255-262).

2.1 Einteilung der Pflegetheorien

Steppe geht davon aus, daß für die Zukunft der Pflege gerade auch in ökono-
misch angespannten Zeiten die Auseinandersetzung mit Pflegetheorien und –
modellen unerläßlich ist. Für die Pflege ein eigenes Gedanken- und Wissensge-
bäude zu errichten und den „Bau" dieses „Hauses" immer wieder reflexiv zu be-
gleiten und voranzutreiben, ist ein Ziel, das konsequent zu verfolgen ist. Theorie
in der Pflege bedeutet auch, sich multipler Wissenschaften und Quellen zu bedie-

nen, um diese für die Pflege(praxis) nutzbringend aufzuarbeiten, weiter zu entwickeln und zu integrieren.

Gegenüber den USA und England begreift Steppe die deutsche Pflegetheorieentwicklung noch in den Kinderschuhen. Sie führt dies auf unterschiedliche historische Entwicklungen zurück. So ist die freiberufliche Pflege hierzulande im 19. Jahrhundert sofort der naturwissenschaftlich orientierten Medizin als Hilfsberuf zur Seite gestellt worden: – als ein solcher von Anfang an geplant und konstruiert. Und so wird aus einer möglichen Gesundheitspflege die Krankenpflege: passend zum medizinischen Krankheitsmodell. Jahrzehntelang wird ärztliches Personal somit zum Lehrpersonal für künftige Pflegekräfte und bestimmt wesentlich, teils bis in die heutige Zeit, die Lehrinhalte.

Und so gilt Florence Nightingale über fast ein Jahrhundert als einzige Theoretikerin. Sie beschreibt 1859/60, daß Pflege sich so gestalten soll, daß die Umgebung der jeweils zu pflegenden Person so gesundheitsfördernd zu gestalten ist, daß die Selbstheilungskräfte Wirkung entfalten können (3). Steppe gibt den wichtigen Hinweis, daß Nightingale gegenüber der damals sich rasch entwickelnden Mikrobiologie mit Entdeckung und Erforschung der Krankheitserreger noch zu ihren Lebzeiten eine ablehnende Haltung einnimmt. Über die darauffolgenden Jahrzehnte erwirbt Nightingale nach ihren Veröffentlichungen weltweit großen Einfluß auf Ausbildung und Pflegepraxis.

Aber: Pflege basiert immer noch zu oft inhaltlich weitgehend auf tradiertem Erfahrungswisssen und Alltagstheorien.

Erst Mitte des letzten Jahrhunderts kommt es zu ersten Pflegetheorien, die sozialwissensachaftliche, psychologische und soziologische Erkenntnisse zum Ausdruck bringen. Und damit soll auch klar werden: Pflege ist zu komplex (4, 5), um mit dem bio-medizinischen Modell ausreichend erklärt werden zu können. Es entwickeln sich weitere Grundannahmen. Der Mensch ist komplexes bio-psychosoziales Wesen. Pflege ist mit dem gesunden und kranken Menschen beschäftigt. Pflege ist eigenständiges Berufsfeld, daß seine Arbeit planbar, systematisch und nachweisbar durchführen und nachweisen kann. Pflege handelt in gesellschaftlichem Auftrag, hat therapeutische Relevanz und handelt kooperativ mit diversen anderen Berufsfeldern im Gesundheits- und Sozialwesen.

Da der Umfang dieser Hausarbeit begrenzt ist, soll an dieser Stelle bei der Einteilung z.b. nicht über die Schwierigkeiten der Analyse und Bewertung von Pflegetheorien und –modellen geschrieben werden.

Grundsätzlich soll aber noch über den von McGee aufgestellten „Nützlichkeitsindex für die Wahl von Pflegemodellen" (vgl. Steppe 1989, S. 258) gesagt sein, daß dieser sich an Kriterien wie Sozialer Wert, Kompatibilität und Vollständigkeit, Notwenige Fertigkeiten und Durchführbarkeit orientiert. Der Index soll als Hilfsmittel bei der Auswahl einer „passenden" Theorie für z.b. eine Pflegegruppe dienen.

Um die mittlerweile sehr zahlreichen Pflegetheorien besser einordnen zu können, geht Meleis von drei Hauptströmungen aus und stellt dazu jeweils eine Leitfrage.

1. **WAS** tun Pflegekräfte? (Bedürfnismodelle)

2. **WIE** tun Pflegekräfte das, was sie zu tun haben? (Interaktionsmodelle)

3. **WARUM** tun Pflegekräfte das, was sie tun zu haben? (Pflegeergebnismodelle).

2.1.1 Bedürfnismodelle

Pflegebedürfnismodelle gehören historisch zur ersten Gruppe, die ausgearbeitet werden. Mit Ausnahme von Peplau (1952), die zwar innerpsychische Bedürfnisse beschreibt, ansonsten aber von Meleis unter die zweite Gruppe eingeordnet wird, haben die Theoretikerinnen (Henderson 1955, Orem 1959, Abdellah 1960) den Pflegeprozeß, bezogen auf die Patienten, bedürfnishierarchisch betrachtet und geschaut, wie diese über eine pflegerische Betreuung und Begleitung möglichst erfüllt werden können. Nach Erfüllung dieser Bedürfnisse wird Wohlbefinden (bei den Patienten) angenommen. Professioneller Pflegebedarf leitet sich davon ab, ob ein Patient diese selbst erfüllen kann oder der Hilfe(stellung) bedarf. Können Pflegekräfte diese Bedürfnisse erkennen und professionell befriedigen?

Mit Hilfe der Theorien anderer Disziplinen wie der Bedürfnispyramide von Maslow oder dem Entwicklungsmodell von Erickson versuchten sich Henderson (14 Grundbedürfnisse), Orem (Selbstpflegedefizit) und Abdellah (21 Pflegeprobleme) vom bio-medizinischen Modell ein Stück weit zu distanzieren, um dann doch wieder vom Krankheits- und Defizitmodell ausgehend Patientenproblemen zu begegnen.

Allerdings stehen auch Pflegetheorien jüngeren Datums auf der Basis dieser ersten Arbeiten.

Ein anderer Schwerpunkt läßt sich hingegen bei den Interaktionstheoretikerinnen erkennen.

2.1.2 Interaktionsmodelle

Die bereits erwähnte Peplau (1952), Orlando 1962) und King (1968) gelten als Interaktionspflegetheoretikerinnen der ersten Stunde. Sie stellen in den Mittelpunkt ihrer Überlegungen die Interaktion zwischen Pflegekraft und der zu pflegenden Person. Pflege wird als ein prozeßhaftes Geschehen beschrieben. Es ist dies die Zeitspanne zwischen dem Ende des 2.Weltkrieg und dem Krieg in Vietnam. Hippie-Bewegung und „Woodstock"-Festival drohen, die Gesellschaft zu verändern. Der Mensch möchte dem anderen wieder nahe sein oder werden. Die Humanistische Psychologie (Maslow, Rodgers) expandiert mit einem optimistischen Menschenbild und einem Reifungsprozeß, u.a. verstärkt durch besondere Gesprächsform(en). Interaktionstheorie, Phänomenologie und existentialistische Philosophie erhalten immer größere Bedeutung.

Obwohl Bedürfnisstrukturen erkennbar bleiben, konzentriert sich der Prozeß auf das zwischenmenschliche Geschehen. So arbeitet King ein Prozeß von Aktion-Reaktion-Interaktion heraus und wo über die Wahrnehmungen von Pflegeperson und zu pflegender Person eine Verständigung über Ziele erfolgen soll oder kann. Orlando betont den Aspekt der pflegerischen Planung bei der Bedürfnisbefriedigung der gepflegten Person und Peplau arbeitet sich an der Übertragung von intrapsychischen Bedürfnishierarchien ab.

Über die Betonung der Beziehung werden andere Aspekte vernachlässigt, doch gibt es etliche theoretische Fundierung (...) „der heute noch gültigen Prinzipien von ganzheitlicher Pflege" (vgl. Steppe 1989, S. 260). Bei der letzten Hauptströmung von Pflegetheorien geht es um Balance und Wiederherstellung von Harmonie über Pflege.

2.1.3 Pflegeergebnismodelle

Bei diesen Modellen, für die Johnson (1958), Levine (1960), Rogers (1960) und Roy (1960) stehen, geht es schwerpunktmäßig um Ergebnisse, die Pflege erreichen soll. Anpassungs-, Entwicklungs- und Systemtheorie stehen „Pate" für diese Art Pflegemodell, das als besonders abstrakt gilt.

Zur besseren Unterscheidung sei noch angemerkt, daß sich Pflegetheorien ganz allgemein nach ihrer sogenannten Reichweite einteilen lassen. Natürlich gibt es auch hier unterschiedliche Einteilungsgrade.

Der Verf. hat sich für die beschriebene von Ruth Schröck entschieden (vgl. Schröck 1996, S. 61-63).

- Theorien mit großer Reichweite werden auch als Grand Theorien bezeichnet. Über Florence Nightingale streiten noch die Nachfahren, ob sie eine solch große Theorie entwickelt hat oder ob sie eine solche gar nicht entwickeln wollte, sondern vielmehr Pflege definiert, Praxisrichtlinien und Entwicklung von Pflege beschreibt. Und auch Martha Rogers würde Schröck mit einiger Berechtigung zu den Pflegetheoretikerinnen mit großer Reichweite zählen wollen. Schröck hält zunächst Grand Theorien für nützlich, in gewisser Weise unerläßlich. Aus einer großen Theorie lassen sich mittels kleinerer Theorien spezielle Phänomene gezielter entwickeln und untersuchen.

- Theorien mittlerer Reichweite nehmen den Platz ein zwischen den großen Entwürfen und kleinen, aber oft komplexen Theorien. Erkenntnisse etwa aus diversen Studien über den Schmerz, können miteinander in Kompatibilität gesetzt werden zu untersuchten Phänomenen der Angst

oder der Aggression etwa. Eine mittlere Reichweite, so Schröck, erreichen wohl die meisten Pflegetheoretikerinnen.

- Theorien geringerer Reichweite werden auch als Mikrotheorien bezeichnet. Schröck hält fest, wesentlicher Bestandteil dieser Theorien ist
die (theoretische) Aussage, die durch Untersuchung zu widerlegen oder
zu bestätigen ist. Mit dieser Art von Theorie arbeitet man auf der
Handlungsebene der Wissenschaft, bei der Umsetzung von Erkenntnis-
sen und in der Forschung.

Zu der aufgeführten Einteilung kann sich noch die „Metatheorie der Pflege" (Pflege-Mensch-Gesundheit-Umgebung: die vier Schlüsselbegriffe der
Pflege nach Fawcett 1996) an der Spitze gedacht werden und ganz unten
die Praxisnahen Theorien (6,7). Erstere beschäftigt sich nach Walter nicht
mit spezieller Pflegetheorie, sondern generelle theoretische Probleme stehen im Vordergrund. Es geht um Analyse der Theorien, um Darstellung
und Kritik von Quellen und Methoden der Theoriebildung sowie um Kriterien zwecks Beurteilung einer Theorie, also um Eignung für die Pflege.
Allerdings findet das Metaparadigma der Pflege nicht allgemeine Anerkennung und die Übertragung auf andere Pflegekulturen gilt als problema-
tisch.
Praxisnahe Theorien haben einen Charakter, der situationsspezifisch ge-
nannt werden kann. Diese Theorien befassen sich mit der Ausarbeitung
von Pflegehandlungen bei speziellen Pflegeproblemen (vgl. Walter 1999,
S. 81-83).

Die Entwicklung von Pflegetheorien, -modellen und –konzepten (im Sinne von
Entwurf) ist nicht abgeschlossen. Sie wird weitergehen, weil sie ein Teil der Pflegeforschung ist. Und Pflegeforschung wie Theoriebildung gelten jeweils als Teile
einer Verwissenschaftlichung in der Pflege (vgl. Walter 1999, S. 79).

3   Das Pflegemodell von Peplau

Bereits 1949 hat Hildegard Peplau ihr Manuskript zum Buch „Interpersonal Relations in Nursing" fertiggestellt und einem amerikanischen Verlag zur Veröffentlichung angeboten. Ohne Erfolg. Eine Krankenschwester sei nicht befugt, über das Thema der Beziehungsdimension, also das, was zwischen Pflegeperson und zu pflegender Person so alles passiert, zu schreiben und zu veröffentlichen. Was nicht sein darf, kann auch nicht sein. Hatte es da Florence Nightingale fast 100 Jahre zuvor einfacher?

Der Pflegebeirat eines anderen Verlages will veröffentlichen – aber nur nach entsprechender Zensur des Manuskripts. Und wieder bleibt Peplau hartnäckig.

Erst ein dritter Anlauf ermöglicht die Veröffentlichung. Die Beratung eines Experten, der mit Pflege überhaupt nichts zu tun hat, führt zur Akzeptanz des Verlages und damit des Manuskripts, das in Buchform ab 1952 eine Reise durch alle möglichen Länder antreten wird (vgl. Bartholomeycik 1997, S. 9).

Und 1995 darf sich die Autorin im Vorwort zur deutschen Ausgabe über die Übersetzung freuen, zumal ihre Eltern einst in die USA eingewandert sind (vgl. Peplau 1995, S. 7).

Im folgenden möchte der Verf. einen kleinen Einblick in Peplaus „Interpersonale Beziehungen in der Pflege" geben, den sie im Untertitel auch als „ein(en) konzeptuelle(n) Bezugsrahmen für eine psychodynamische Pflege", nennt.

Im übrigen herausgegeben von Maria Mischo-Kelling und übersetzt von Gerhard Kelling.

3.1   Biographischer Einblick vor einem naturwissenschaftlich geprägten historisch-sozialen Kontext

Sabine Bartholomeycik hat im Vorwort zur deutschen Ausgabe von Simpson zur „Pflege nach Peplau" (vgl. Bartholomeycik 1997, S. 9-12) ein hochinteressantes Vorwort geschrieben. Der Verf. möchte sich in den folgenden Zeilen u.a. darauf beziehen.

Als Peplau ihr Manuskript zum ersten Male -vergeblich- einem Verlag anbietet, ist sie erst 40 Jahre jung. Aber wie ist ihr Weg zuvor gewesen? 1931 schließt Hildegard Peplau ihre Ausbildung zur Krankenschwester ab. Sie sammelt Pflegeerfahrungen im OP- und Gesundheitsdienst. Es ist dies auch die Zeit, als immer mehr Pflegekräfte ihre Arbeit in der Klinik verrichten und damaliges Wissen sich zum gewichtigen Teil aus der Bakteriologie speist. Die Funktionspflege erhält Hochkonjunktur, die Arbeit hat fragmentierenden Charakter. Eine Kontinuität in der Beziehung zum zu pflegenden Menschen ist fast unmöglich aufzubauen. Eine praxisgeleitete Theorie ist nicht vorhanden. Es gibt lediglich einige Grundsätze, die sich auf hygienische oder körperpflegebetonte Aspekte konzentrieren. Und eine Klinik, die sich damals als eine „gute" versteht, trennt fein den Geist vom Körper. Es wird für und an dem menschlichen Körper hantiert, aber weniger mit ihm (vgl.Sills/Beeber 1995, S. 37-38).

Möglicherweise erlebt Peplau dies als einen großen Mangel und ihre Vorstellungen von Pflege sind schon früh andere. Sie beginnt jedenfalls nach der Ausbildung zur Krankenschwester mit einem berufsbegleitenden Psychologiestudium, das sie 1943 mit einem akademischen Grad beendet. Die Absolvierung eines Studiums in psychiatrischer Pflege schließt sich an – am renomierten Teachers College der University of Colombia in New York. Hier gelingt ihr der zweite akademische Grad: M.A. – Master of Arts – in psychiatric nursing. 1953, ihr Buch ist ja inzwischen veröffentlicht, wird ihr der Doktortitel in Erziehungswissenschaft verliehen. Sie verliert nie den Bezug zur Praxis und verbindet diese als psychiatrische Krankenschwester mit einer Lehrtätigkeit. Mittlerweile ist sie nach New Jersey gewechselt, wo sie 1960 zur Professorin ernannt wird und dort bis zur Emeritierung 1974 bleibt. Während dieser Jahre ist sie mit der Leitung des Graduiertenstudiengangs für „Psychiatrische Pflege" beschäftigt.

Peplaus Modell kreist um die Frage, wie läßt sich pflegerische Beziehung so gestalten, daß für die zu pflegende Person ein hohes Maß an Gesundheitsförderung zustande kommt. Peplau versucht zu klären, daß dies ohne ein Einbringen der Pflegekraft nicht möglich ist. Sie nennt die Pflege psychodynamisch und geht

damit über eine psychiatrische Krankenpflege hinaus. Peplaus Vorstellungen fließen in Curricula ein und werden für die Psychiatrie weiterentwickelt (vgl. Bartholomeycik 1997, S.10).

Was in der psychiatrischen Krankenpflege seit geraumer Zeit als selbstver-
ständlich gelten sollte, nämlich: daß Pflegebeziehung Wachstums-, Reifungs- und
Lernprozeß - für beide beteiligten Seiten - ist, darf zu großen Teilen Hildegard
Peplau gutgeschrieben werden, auch wenn ihr Name bei Grundsätzen in der psychiatrischen Beziehungspflege allzuoft unerwähnt bleibt.

Im folgenden versucht der Verf. verständlich zu erläutern, was Peplaus (psychologische) Annahmen waren, wer sie beeinflußt hat und wie sich ihr Modell
gliedert und strukturiert.

Peplau hat eine Pflege im Sinn gehabt, die eigenverantwortlich handelt und
rechtlich selbst in der Lage ist, sich zu definieren. Für sie ist klar, daß sich Pflege
weiterer wissenschaftlicher Felder bedienen muß, um diese Aufgabe lösen zu
können (vgl.Sills/Beeber 1995, S. 39).

Wissenschaftlich vorherrschend ist schon seit längerer Zeit der Positivismus:
ein Typus des Denkens, der nach Möglichkeit auch die Geisteswissenschaften
durchsetzen soll, da nur „das Positive" „die Tatsache" verkörpere und diese durch
allgemein-wissenschaftliche Aussagen und durch Induktion gewonnen, aus dem
Gegebenen abgeleitet werden könne. Der Positivismus beherrscht die Naturwissenschaften und hier ja auch die Medizin bis in unsere heutige Zeit. Als das Ideal
der Erkenntnis gilt in den Naturwissenschaften die auf dem Experiment beruhen-
de Feststellung, deren Gesetzmäßigkeiten sich in mathematischer Form wider-
spiegeln (vgl. Meyers großes Taschenlexikon 1999, S. 295).

Dieser Zeitgeist geht natürlich auch an Peplau nicht vorüber, die danach strebt,
daß Pflege ein eigenständigeres Profil durch handlungsleitende Theorie erfährt
und sich von der naturwissenschaftlich arbeitenden Medizin ein Stück weit eigen-
ständig emanzipieren soll.

3.2 Peplaus psychologische Annahmen über Bedürfnisse und Ängste des Menschen

Peplau geht in ihrem Modell davon aus, daß menschliches Verhalten stets ein Ziel beinhaltet und deshalb vorwärtsgerichtet ist. Menschen versuchen, Bedürfnisse zu befriedigen: durch physiologische Unversehrtheit, zwischenmenschliche Sicherheit, Zuneigung und Können, aber auch durch neue Erfahrungen. Sie geht davon aus, daß sich biologische Spannungen in entsprechendem Verhalten äußern.

Kommt es bei der Bedürfnisbefriedigung etwa zu Konflikten, für die kennzeichnend innere Widersprüche sind, kann es nicht zur Zielerreichung (der Bedürfnisbefriedigung) kommen und es entstehen, so die Annahme, Ängste, denen der Mensch immer wieder ausgesetzt ist und damit auch die Pflegekraft-Patient-Beziehung. Hier gilt es, ausgehend von der Pflegekraft, diese Ängste bzw. Angst, die sich von gering bis schwer ausgestalten kann, zu erkennen und zu intervenieren. Denn oft können Patienten zwar durch entsprechende Verhaltensweisen und -äußerungen diese als Bedrohung erlebten Ängste abwehren bzw. vermeiden, dabei aber nicht immer interpersonale Sicherheit für sich schaffen (vgl. Sills/Beeber 1995, S. 43-44). Peplau beschreibt sehr detailliert die Stufen der Angst und auch parallel zur gestiegenen Angststufe eine damit verbundene abnehmende Lernfähigkeit des Menschen. Aber darum geht es auch in der interpersonalen Beziehung: Reduktion von Angst und gleichzeitiger Erhöhung der Lernfähigkeit – und zwar immer auf beiden Seiten des Beziehungsprozeßes.

Peplau bezieht sich u.a. in ihrem Modell auf die Arbeiten von Maslow (Bedürnishierarchie), Rogers (Klientzentrierte Gesprächstherapie), Dollard et.al. (u.a. Frustrations-Aggressions-Hypothese), Freud, Fromm, Reik, Sullivan (Interpersonale Theorie in der Psychiatrie) und Horney (Innere Konflikte, Neurosenlehre) (vgl. Sills/Beeber 1995, S. 43-45 u. Peplau 1997, S. 287-321) (8).

Über die beiden letztgenannten soll ein kurzer Einblick erfolgen, da sich ersterer quer durch das Werk von Peplau zieht (hier hat sie die zwischenmenschlichen Beziehungen in der Psychiatrie theoretisch studiert) und letztere sich mit Angst, Konflikt und Neurosenbildung beschäftigt hat. Beide haben sehr praxisnahtherapeutisch gearbeitet, wie Peplau ja auch den Bezug zur Praxis nie verloren hatte.

3.2.1 Wer ist Sullivan?

Harry Stack Sullivan wird von einigen den Neo-Analytikern zugerechnet, von anderen eher nicht. Rattner beschreibt seine „Interpersonale Theorie" als ein (...) „Amalgam von Psychoanalyse, Individualpsychologie, Feldtheorie und psychologischer Anthropologie" (vgl. Rattner 1990, S. 416). Jedenfalls hat seine Lehre, besonders in den USA, großen Einfluß erobert im psychiatrisch-psychologischen Denken.

1892 in Norwich (im Staate New York) als Sohn eines eingewanderten irischen Farmers geboren, muß er als Einzelkind aufwachsen, da seine Geschwister schon früh sterben. Die Mutter kränkelt stets, der Vater lebt in sich zurückgezogen. Die Lage ist prekär. Sullivan hat Mühe, sein Gleichgewicht in einer solchen Umgebung zu bewahren. In der Schule einziger Katholik unter Protestanten, ist er isoliert. Auch sonst ist die Umgebung durch Armut, Einsamkeit und viele auf ihn einwirkende Vorurteile geprägt. Trotzdem gelingt ihm als ein guter Schüler der Abschluß und der Zugang zur Hochschule. Er wählt, wohl eher zufällig, Medizin zum Studienfach. Daraus entwickelt sich ein Interesse für die Psychiatrie. Gegen Ende des 1. Weltkriegs kommt er als junger Arzt nach Washington an eine Klinik, wo er Unterstützung beim Studium der damals noch sehr umstrittenen Psychoanalyse durch einen gewissen Alanson White erhält, mit dem er später schizophren gewordene Menschen psychotherapeutisch behandelt. Trotzdem Freud in seinen Schriften davor gewarnt hat, heißt es, Sullivan hat mit Erfolg, besonders später in Maryland auf einer eigens eröffneten Abteilung nur für schizophrene männliche Jugendliche, gearbeitet. Er hat bei der Therapie einen Schwerpunkt auf die durchweg schwierige Sozialisation dieser Jugendlichen gelegt. Mit Zeit, Geduld und guter Pflege sowie entsprechender seelisch-geistiger Führung soll das ramponierte ICH wieder zusammengesetzt werden.

Sullivan sucht Kontakt zu Erich Fromm und Karen Horney, die aus dem nationalsozialistischen Deutschland in den dreißiger Jahren fliehen. Zusammen nehmen sie Kontakt zu Sozialwissenschaftlern, Psychologen, Psychiatern und Ethnologen auf. Die Washington School of Psychiatry wird zum Sammelbecken. 1938 erfolgt die periodische Herausgabe von „Psychiatry", einer Zeitschrift mit dem Untertitel „Zeitschrift für die Biologie und Pathologie zwischenmenschlicher Beziehungen". Im angelsächsischen Raum wird sie zum Sprachrohr.

Sullivan schreibt nur ungern. „Die interpersonale Theorie der Psychiatrie", entsteht aus Vorlesungen (gehalten in New York und Washington) und wird nach seinem Tode 1949 aus dem Nachlaß publiziert: 1953 im Original, 1980 auch in deutsch (vgl. Rattner 1990, S. 416-418).

In der Entwicklungspsychologie stellt er das „Entwicklungsprinzip" in den Mittelpunkt. Es bedarf vieler Stadien, damit aus einem „Menschen-Tier" ein Mensch wird: sozial und kulturell. Wie für alle Tiefenpsychologen ist die Mutter-Kind-Beziehung für ihn grundlegend, Voraussetzung für alle späteren zwischenmenschlichen Beziehungen. Diese frühe Stufe wird von Sullivan mit den Begriffen Angst und Sicherheit gepaart. Angst ist dabei massivste Unlust und Spannung, die dem Menschen widerfährt. Sie hat ihre Ursache in dieser ersten Beziehung. Geht es der Mutter schlecht, überträgt sie ihre negativen Gefühle auf ihr Kind. Das nennt Sullivan Empathie. Hat das Kind Angst, dann schreit es und weint, so daß sich Kind und Mutter, Mutter und Kind in wechselnde Angstzustände begeben. Kommt es häufig dazu, droht die Entartung ins Pathologische (vgl. Rattner 1990, S. 420-421).

Sullivan beschreibt die Entwicklungspsychologie als dynamisch. Auf jeder Reifungsstufe gibt es für das Kind Probleme und Konflikte, an denen es Wachstum und Reifung bewähren muß. Ziel der Erziehung ist das „Machtprinzip". Nicht des Menschen über den Menschen, sondern des Menschen Kontrolle über sich selbst und seine Umgebung. Die Entwicklung des SELBST wird zur zentralen seelischen Instanz.

Lernen gilt dabei als „organisierte Erfahrung". Aber ohne Angst, denn Ver-ängstigung und Lernfähigkeit verhalten sich komplementär: ist das eine groß, bleibt das andere klein (vgl. Rattner 1990, S. 424).

Umsichtig beschreibt Sullivan die Phasen des menschlichen Lebens. Und da, wo „normgemäße Reifungsschritte" unterbleiben, muß oft langwierig nachgebes-sert werden, sonst drohen Psychose, mindestens aber Neurose. Sullivan spricht von Entwicklungs-Biographie, die beim zum Patienten gewordenen Menschen stets nachgezeichnet gehört. Dann kann Nacherziehung einsetzen (vgl. Rattner 1990, S. 426).

Bei Sullivans Neurosenlehre ist interessant, daß er sich der Freudschen Trieb-theorie nicht anschließen mag, sondern eine Theorie der Emotionen favorisiert. Menschliche Grundgefühle wie Trauer, Haß, Neid und Wut wird als Phänomeno-logie der genannten Gefühle bezeichnet, die zu den wichtigsten Strukturbestand-teilen jeder neurotischen und psychotischen Seelenverfassung gehören. Sie sind quasi „Dampf im seelischen Getriebe" und es stellt sich nicht die Frage nach dem Warum?, sondern nach dem Zweck, dem Ziel, dem Sinn (vgl. Rattner 1990, S. 427).

Bezüglich seiner psychotherapeutischen Verfahren erweist sich Sullivan für die damalige Zeit erneuernd. Er lehnt orthodox-analytische Verfahren ab, hält nichts vom sich wie ein Spiegel zum Patienten verhaltenden Analytiker, mit dem dieser endlos Träume deutet oder Sexualromane dichtet. Das ist für Sullivan nicht nach-vollziehbar. Er verlangt den lebendigen und engagierten Gesprächspartner als Analytiker, der „persönlichkeitsfördernd" einwirken kann (vgl. Rattner 1990, S. 433).

Vernunft, Reife und Verantwortung sind das ethische Ziel jeglicher psychothe-rapeutischer Bemühungen. Sullivan zweifelt nicht daran, (...) „daß der vollentwi-ckelte Mensch alles daransetzt, (um) an der Lösung gemeinsamer Probleme der sozialen Gruppen und der Menschheit mitzuarbeiten" (vgl. Rattner 1990, S. 435).

Die Psychiatrie charakterisiert Sullivan als das Studium der Prozesse, die sich zwischen Menschen abspielen – und zwar unter allen Bedingungen, unter denen

Beziehungen stattfinden. Sicherlich ein Bekenntnis dazu, daß der Mensch ein durch und durch soziales Wesen ist. Nur durch möglichst vielfältige Sozialkontakte kann ein Mensch wachsen und reifen; er wird so zur „Summe seiner sozialen Beziehungen". Von Lewin beeinflußt, spricht Sullivan davon, daß Menschen in „sozialen Feldern" existieren und sich deshalb unterschiedlich verhalten und reagieren. Die Reaktionen des Menschen hält er für äußerst vielfältig: „von Natur aus" jedoch, im Gegensatz zu Freud oder Jung, neige der Mensch zu kooperativem und solidarischem Verhalten; nur unter pathologischen Bedingungen sei ein Streben ins Aggressive und Asoziale zu beobachten. Grundsätzlich postuliert Sullivan, ähnlich wie Adler, eine natürliche Gutartigkeit des Menschen – und das sei eine gute Doktrin (vgl. Rattner 1990, S. 436-437).

Die Lehre von Sullivan gilt als reich an empirischen Daten und systematisch erschlossen. Mit Hilfe u.a. der Sozialwissenschaften gelingt es ihm, so manche Enge und Einseitigkeit des orthodox-psychoanalytischen Denkens zu überwinden. Er orientiert sich an der Erfahrungswirklichkeit, meidet gewagte Spekulationen und entwirft eher eine pragmatische Theorie.

Allerdings gibt es nach Rattner kaum ausgefeilte Falldarstellungen, die belegen können, wie konkret therapeutisch er gearbeitet hat.

An Kindererziehung, wenn man z.B. an Prävention und Prophylaxe denken mag, zeigt er sich nicht sonderlich interessiert – seiner eigenen eingeschlossen.

Insgesamt ist sein Interesse eher eingeengt, fokussiert auf die Behandlung von Schizophrenien und Neurosen. Rattner erkennt hier Größe und Grenze aus seiner (neo)-psychoanalytischen Sicht. Ein Hauch von „Fachwissen" schwebt über allem und läßt das Ganze sehr spezialistisch wirken.

Sullivan hat sich arrangiert mit der amerikanischen Variante des Lebens: Anpassung an das System ist ihm wichtiger, als gesellschaftliche Kritik zu üben. Einen Blick für die Soziologie z.B. entwickelt er nicht. Auch große Fragen der Menschheits-, Religions- oder Kulturgeschichte scheinen ihn nicht weiter zu beschäftigen. Es deutet sich kein „philosophischer Horinzont" ab – ganz im Gegensatz zu Freud, Jung oder Adler (vgl. Rattner 1990, S. 419-440).

Als persönliche Schwäche eines Psychologen/Psychiaters kann man werten, daß Sullivan z.B. am (auch eigenen) Sexualproblem nicht vorbeikommt. Hier hat er eigene Lebensgeschichte ängstlich verdrängt.

Im Kreis von Kollegen und Mitarbeitern tritt er gelegentlich aggressiv auf und erinnert dann an sich selbst, wenn er über den Zusammenhang von Angst und Aggression schreibt. Ansonsten gilt er eher als ein sehr scheuer Mensch. Sullivan ist als Mitarbeiter von WHO und UNESCO in deren Beratergremien aktiv.

Er stirbt am 14. Januar 1949 an den Folgen eines Apoplex in einem Pariser Hotel und wird nach letztem Wunsch nach katholischem Ritual und mit militärischen Ehrenbezeugungen (als Hauptmann der Reserve) beigesetzt (vgl. Rattner 1990, S. 419).

3.2.2 Wer ist Horney?

Im September 1885 wird Karen Wackels in Hamburg zweitgeboren. Sie hat schon einen vier Jahre älteren Bruder, zu dem sich über die Jahre ein inniges Verhältnis entwickelt.

Der Vater, Schiffskapitän norwegischer Abstammung ist ein schwieriger, patriarchalischer Mensch und deshalb wird auch die Ehe mit Karens Mutter, Holländerin und wesentlich jünger, 1904 geschieden.

1906 immatrikuliert sich Karen Wackels in Freiburg für Medizin und wird 1909 zur Horney, da sie den Wirtschaftsfachmann Oskar heiratet. Aus der Ehe gehen drei Töchter hervor: eine wird sich als Filmschauspielerin einen Namen machen, eine andere wird Psychoanalytekerin wie zuvor die Mutter, die schon während des Medizinstudiums mit einer psychoanalytischen Ausbildung beginnt. Schnell wird Horney Dozentin, Lehr- und Kontrollanalytikerin. 1915 wohnt sie mit der Familie im eigenen Haus in Berlin-Dahlem und hilft noch rasch, die Poliklinik samt Ausbildungsinstitut einer Berliner Psychoanalytikergruppe aufzubauen. Ehemann Oskar ist Direktor beim Industriemagnaten Hugo Stinnes, der nach (oder durch?) dem 1. Weltkrieg große Gewinne macht, von dem auch Horney profitiert.

1917 veröffentlicht Karen Horney ihre erste analytische Arbeit: eine Auseinandersetzung mit Freuds Weiblichkeitstheorie. Ehemann Oskar erkrankt 1923 schwer, nachdem er durch Inflation im selben Jahr alles Vermögen verliert. Die Ehe wird 1926 geschieden, 1932 verläßt Karen Horney Deutschland und arbeitet zunächst in Chicago. Sie schließt sich später den New Yorker Analytikern an – es kreuzen sich für eine Zeit lang die Wege von Horney, Sullivan, Fromm und anderen. New York hilft ihr bei der Klärung ihres eigenen Standpunkts. Um sie sammelt sich eine Clique, die sich im New Yorker psychoanalytischen Institut zu isolieren beginnt (vgl. Rattner 1990, S. 376-377).

Die linientreuen Freudschüler fühlen sich desorientiert. Der Horneyflügel wird ausgeschieden; Horney, Sullivan, Fromm und Co müssen andere Wege gehen. Und das tun sie auch: Horney etwa, in den USA mittlerweile bekannt, gründet ein eigenes Institut. Dort arbeiten alle, wie sie es wünscht. 1942 erscheint ihr Buch „Selbstanalyse", 1945 „Unsere inneren Konflikte". Konflikte gibt es aber auch in ihrer eigenen Schülergruppe – und reichlich Spaltung, wie Rattner erwähnt. Ab etwa 1950 kränkelt Horney, ohne das eine „richtige" Erkrankung festgestellt werden kann. Es erscheint „Neurose und menschliches Wachstum". Viele halten es für ihr Meisterwerk. Es soll an dieser Stelle nicht weiter auf ihre massive Kritik an Freud eingegangen werden.

Nur soviel: Die Psychoanalyse ist als eine patriarchalische Psychologie zu begreifen. Freuds Aussagen über die Psyche der Frau oder wie er stets schrieb: des Weibes, läßt da keinen Zweifel. In ihrem Wesen sei sie infantil (weil sie dem Manne die Kindfrau gibt), masochistisch („Lust am Leiden") und narßistisch (Die wichtigsten „Betriebskapitalien" des Weibes sind: Schönheit, Jugend und Anmut). Der Kastrationskomplex mit ausgeprägtem „Penisneid" sei Urtatsache. Dadurch wird die Mutter stets abgewertet und der Vater wird immer auf ein imaginäres „Podest" gehoben. Dieses Spiel hinzunehmen ist Horney aber nicht geneigt. So reibt sie sich ein Leben lang an Freud und bescheinigt ihm später trotzdem, ihr größter Lehrer gewesen zu sein. Andere dagegen, etwa Adler z.b., bedenkt sie mit Fußnoten, obwohl sie ihm ebenfalls viel zu verdanken gehabt hätte.

Innerlich ist sie Anfang der 50er Jahre einsam, abgekämpft. Durch Daisetz Suzuki wird sie mit dem Zen-Buddismus bekannt. Eine Reise nach Japan erfolgt. Insgesamt hat sich Horney unbestrittene Verdienste für die Tiefenpsychologie erworben. Geschrieben hat sie viel – nicht zuletzt für einen ihr zugetanen amerikanischen Buchmarkt, wo sie unter „Humanistische Psychologie" guten Absatz findet. Nicht orthodoxe Psychoanalyse, nicht Behaviorismus: sie geht den Weg der „dritten Kraft", indem sie gedanklich über erstere Richtungen hinaus Tendenzen der Kulturleistung in der menschlichen Kultur anerkennen und zu würdigen weiß.

Ihre Charakterologie und Neurosenlehre stellen nach Rattner den wertvollsten Beitrag ihres Schaffens dar: „phänomenologisch" konzipiert, will sie eher beschreiben und verstehen und weniger erklären. Auch hier teilt sie Freuds „biologistisches" Menschenbild nicht, weil er Kultur und Neurosen nicht entsprechend zu würdigen weiß. Trotz seiner Belesenheit gelingt ihm wenig umfassender Kulturvergleich.

Und hält Horney für den wahren Urheber der Neurosen die Kultur in ihrer Widersprüchlichkeit, beschreibt Freud die „bürgerliche Mentalität" seiner Epoche als „menschliche Natur".

Horney sieht den Mensch auch als ein partiell freies und im Wesentlichen für ein soziales Geschöpf. Wie Sullivan auf seine Art, gelingt es auch ihr, manche Enge und Einseitigkeit der orthodoxen Psychoanalyse zu überwinden. Aber auch sie hat sich, ähnlich wie Sullivan, nie systematisch mit Erziehungsfragen auseinandergesetzt, auch bei ihr gibt es kaum ausgefeilte Fallbeschreibung, dagegen viel „Beratungspraxis".

Rattner sieht aus seiner Sicht einen weiteren kritischen Punkt: die fragmentierte Psyche, die etwas von Totalität besitze: etwas „naturwissenschaftlich- analytisches", was dem Geist der Phänomenologie nicht entspricht und was wenig zur ganzheitlichen Betrachtungsweise beiträgt.

Am 4. Dezember 1952 , wenige Monate nach einer Krebsdiagnose, erliegt Karen Horney in New York ihrer Erkrankung. Es endet auch ein hektisches und getriebenes, oft die eigene Gesundheit mißachtetes Leben (vgl. Rattner 1990, S. 378-415).

Und Hildegard Peplau veröffentlicht vor diesem Hintergrund die „Interpersonale(n) Beziehungen in der Pflege".

3.3 Die vier Phasen der interpersonalen Beziehung

Die Phasen und ihre Bezogenheit aufeinander, die im folgenden knapp geschildert werden, sind wichtiges Strukturelement des Peplau-Modells. Sie bilden ein Schlüsselkonzept (vgl. Sills/Beeber 1995, S. 37).

Zunächst gibt Peplau eine Definition ihres Konzepts von Pflege :

> (...) „Die Pflege ist ein signifikanter, therapeutischer, interpersonaler Prozeß. Sie wirkt in Kooperation mit anderen menschlichen Prozessen, die dem einzelnen in der Gesellschaft Gesundheit ermöglichen. In spezifischen Situationen, in denen ein professionelles Gesundheitsteam gesundheitsbezogene Dienstleistungen erbringt, beteiligen sich die Pflegekräfte an der Organisation von Bedingungen, die die natürlichen fortlaufenden Tendenzen im menschlichen Organismus unterstützen. Die Pflege ist ein edukatives Instrument, eine die Reife fördernde Kraft, die darauf abzielt, die Vorwärtsbewegung der Persönlichkeit in Richtung auf ein kreatives, konstruktives, produktives persönliches und gesellschaftliches Leben zu bewirken" (vgl. Peplau 1995, S. 39).

Die Beziehung von Pflegekraft und Patient vollzieht sich nach Peplau über vier sich überschneidende Phasen. Jede Phase ist durch den Pflegeprozeß (oder mehrere dieser Prozesse) begleitet. Die Phasen lassen sich hierbei als ein Kontinuum vergleichen: mit Eintritt und Austritt aus der Pflege/Patient-Beziehung, als ein linearer Prozeß gedacht. Mit Beginn und Ende.

Der phasenbegleitende Pflegeprozeß hat hingegen einen zirkulären (Ziel)charakter, der erst endet, wenn Pflegeprobleme durch entsprechende Maßnahmen zum Erfolg führen und die Pflege abschließend evaluiert ist (9,10).

3.3.1 Die Phase der Orientierung

Ob diese erste Phase der Pflege/Patient-Beziehung gelingt, ist für den weiteren Verlauf von entscheidender Bedeutung. Für den Patienten, der entscheidet, ob er bleibt, weil er sich mit seinen Problemen verstanden und aufgehoben fühlen kann und für die Pflegekraft, die sich ein Bild von der Problematik des Patienten machen wird, um zusammen mit diesem in einem Team systematisch planen kann. Charakteristisch für diese Phase ist die angenommene Fremdheit beider Personen in einem Prozeß, der jetzt schon begonnen hat. In diese Phase fällt eine möglichst sorgfältige Anamnese mit Vertretern anderer beruflicher Gruppen, aus der sich die Einschätzung (Assesment) ergibt (vgl. Simpson 1997, S. 30-31). In dieser ersten Phase, in der der Patient um Hilfe sucht und seine Bedürfnisse artikuliert, investiert er auch Energie in eine Beziehung, die sich für ihn lohnen soll und ein Lernprozeß einsetzt. Die Aufgabe der Pflegekraft ist es u.a., durch aktives Zuhören die Problemlage zu erkennen und zu begreifen (vgl. Sills/Beeber 1995, S. 41). In dieser wie auch den folgenden Phasen kann in der sich bildenden Gesamtbeziehung Pflege mit unterschiedlich ineinander wirksam werdenden Funktionen zu beobachten sein:

1. die Pflegeperson gibt Unterstützung

2. die Pflegeperson wirkt beratend

3. die Pflegeperson bietet sich dem Patienten in diversen Rollen an, damit dieser sich gefühlsmäßig neu orientieren kann

4. die Pflegeperson wird zum Experten für professionelle Fragen (vgl. Peplau 1995, S. 45-46).

3.3.2 Die Phase der Identifikation

Die Identifikationsphase erfolgt auch aus der Abwägung des Patienten, ob er vertrauen kann und ein Gefühl dafür entwickelt, ob bereits angekündigte Maßnahmen nicht nur versprochen, sondern auch eingelöst werden können vgl. Simpson 1997, S. 31). Pflegekraft und Patient arbeiten über wechselseitige Identifizierung zusammen, wenn der Patient sich sicher ist, daß seinem Hilfeersuchen auch mit Hilfestellung bzw. –leistung entgegnet wird und wenn die Pflegekraft/Patient-Beziehung einvernehmlich gelingt (vgl. Sills/Beeber 1995, S. 42). Peplau betont auch einen emotionalen Schwerpunkt in dieser Phase:

(...) „wenn eine Pflegekraft dem Patienten gestattet, seine Gefühle auszudrücken, und ihm dennoch alle benötigte Pflege zukommen läßt, kann der Patient die Krankheit als eine positive Erfahrung erleben, die seine Gefühle neu orientieren und die positiven Kräfte seiner Persönlichkeit stärkt" (vgl. Peplau 1995, S. 55).

Gefühle etwa der Hilflosigkeit und die damit verbundenen Reaktionen darauf lassen sich eher bewältigen und bearbeiten in einer sicheren und akzeptierenden Umgebung. Sie dient gleichzeitig einer Standortbestimmung der Pflegekraft/Patienten-Beziehung (vgl. Sills/Beeber 1995, S. 42).

3.3.3 Die Phase der Nutzung

Besonders diese Phase entscheidet über beiderseitige Aktivitäten und damit über den Nutzen. Es ist eine Phase hoher Dynamisierung und der Annahme eines Wachstums in dieser Beziehung. Aus anfänglicher Abhängigkeit sollen weitgehend gleichberechtigte Partner werden. Dieser Teil des Phasengeschehens kann sich auch deshalb schwierig gestalten, wenn es zu „Rückschritten" im Verlauf des Gesundungsprozesses kommt oder eine Weiterentwicklung in der Beziehung nicht möglich scheint (vgl. Simpson 1997, S. 32-33). Andererseits kann dieser Abschnitt mit hoher Produktivität verbunden sein. Der Patient nutzt alle angebotenen Hilfestellungen und kontrolliert damit auch den Prozeß. Die Pflegekraft wird jetzt eher zum aufmerksamen Begleiter, der eher eine beratende Rolle einnimmt (vgl. Sills/Beeber 1995, S. 42-43). Peplau warnt vor komplexen Pflegeproblemen in der interpersonalen Beziehung, wenn diese Phase ausbeuterische Züge annimmt. Dann ist das ganze Team um eine bestmögliche Lösung gefragt (vgl. Peplau 1995, S. 62-64). In dieser Phase leitet sich aber auch nicht zuletzt durch zurückgewonnene Autonomie des Patienten die Ablösungsphase ein.

3.3.4 Die Phase der Ablösung

Die Phase ist schon eingeleitet, wenn der Patient gedanklich (vorwärtsgerichtet) mit Plänen nach dem Klinikaufenthalt beginnt. Es endet eine Beziehung, die ja von vornherein ein zeitliches Limit beinhaltet. Auf der einen Seite steht zwar der Beziehungsverlust, auf der anderen aber die Besserung, die Gesundung, manchmal sogar die Heilung. In dieser Phase sollte ein vorbereitetes und möglichst kein abruptes Ende stattfinden (vgl. Simpson 1997, S. 33-34). Auch diese Phase dient der Klärung von Gefühlen, die beim Patienten mit dem nahenden Verlust der Pflegekraft/Patient-Beziehung verbunden ist. Hier kann die Pflegekraft, geduldig aktiv zuhörend und mit dem Patienten gemeinsam reflektierend die geplante Entlassung vorbereiten (vgl. Sills/Beeber 1995, S. 43). Peplau sieht in dieser Ablösung einen grundsätzlich befreienden Prozeß und Pflegehandlungen sind auf diesen vorbereitend planvoll und systematisch durchgeführt vorzubereiten, damit es zu diesem befreienden Prozeß kommt (vgl. Peplau 1995, S. 64-66).

3.4 Pflege als Wachstums- und Reifungsprozeß

Für Peplau bedeutet Pflege als angebotener Beziehungsprozeß die Chance auf gegenseitiges Wachstum und Reifung mit dem Ziel der Gesundheitsproduktion für beide beteiligten Seiten, wobei sie festhält, daß Gesundheit noch nicht eindeutig definiert ist und mehr als ein Wortsymbol zu verstehen ist. Ein Symbol für (...) „eine Vorwärtsbewegung der Persönlichkeit sowie anderer fortlaufender menschlicher Prozesse in Richtung auf ein kreatives, konstruktives, produktives, persönliches und gesellschaftliches Leben" (vgl. Peplau 1995, S. 34-35). Daß sie diese

Wechselseitigkeit der Pflegekraft/Patient-Beziehung zuordnet, ist eine neue Qualität in diesem Beziehungsprozeß, waren doch Pflegekräfte über sehr lange Zeit stets angehalten, vor allem einen emotionalen Austausch mit dem Patienten auszuweichen und diesen nicht an möglichen Ressourcen der Pflegekraft antizipieren zu lassen. Diese Wechselseitigkeit ist ein weiteres Schlüsselkonzept des Peplau-Modells. Nur durch das Einbringen der Pflegekraft durch Gefühl und Verstand in eine solche Beziehung kann dauerhaftes Interesse geschaffen werden. Probleme in einer solchen Beziehung werden nicht als „Fehler" begriffen, sondern sind Medium, wo Wachstum durch gemeinsame Problemlösung erst möglich wird und zu interpersonalem Lernen auf beiden Seiten führt (vgl. Sills/Beeber 1995, S.40).

3.5 Die Pflegeperson im Rollenwechsel

Der Vorgang des interpersonalen Lernens vollzieht sich für Peplau in zahlreichen „Rollen", die eine Pflegekraft anbieten kann. Das Bewußtwerden dieser Rollen ist ein wichtiges Merkmal für gelungene Pflege und für den Beziehungsprozeß, verlangen diese Rollen doch außerordentliche Flexibilität einer Pflegekraft, um sich immer wieder, auch in schwierigen Situationen, individuell sich einer zu pflegenden Person anzubieten. Diese Rollen können sein:

- die Pflegeperson bietet sich in ihrer Fremdheit an
- die Pflegeperson wird zur Informationsquelle
- die Pflegeperson wird zur Lehrperson
- die Pflegeperson wird zur demokratischen Führungspersönlichkeit
- die Pflegeperson wird zur Stellvertretung und
- die Pflegeperson wird zur Beratung.

Einige dieser Rollen sind insgesamt einfacher auszufüllen, andere schwierig und komplex (vgl. Simpson 1997, S. 44-54).

3.6 Das Pflegebündnis

Neben erwähnter Wechselseitigkeit und auf Phasenbezogenheit stattfindendem interpsonalem Lernen, ist als ein weiteres Schlüsselkonzept bei Peplau der Umgang mit Bedürfnissen und den Stufen der Angst zum Verständnis wichtig. Erst über Annahme und Diskussion von Bedürfnissen ist Peplau zum Entwurf ihres Modells gekommen. Hier greift sie u.a. auch auf bereits genannte Quellen zurück.

Peplau verbindet die Inhalte zu einem Modell der innerpsychischen Bedürfnisbefriedigung und geht davon aus, daß erst aus dieser Befriedigung reifere erwachsen. Charakteristisch für den Menschen ist eine Vorwärtsbewegung, ganz allgemein eine Zielorientierung. Zunächst stehen Bedürfnisse der physiologischen Unversehrtheit, der (interpersonalen) Sicherheit, der Anerkennung, dem Können und neuen Lernerfahrungen von einer jeweils unteren bis über gereiftere Stufen im Vordergrund. Unbefriedigte Bedürfnisse führen zu Spannungen, die sich in (unterschiedlichem) Verhalten äußern. Zur Bedürfnisbefriedigung ist „Energie" nötig, die sinnvoll und effektiv (z.B. in Lernprozessen) eingesetzt sein will. Hierbei erlebt der Mensch Konflikte, wenn zwei entgegengesetzte Ziele Widerspruch und Widerstand produzieren. Daraus entsteht unterschiedlich gestufte Angst, die Konsequenzen für die Pflegehandlungen bedeutet. Für den betroffenen Menschen (Pflegekraft wie Patient können davon betroffen sein) bedeutet dies, das (interpersonale) Sicherheit durch Angst bedroht ist und ab einem gestuften Grad der Angst somit Lernen unmöglich ist. Beide müssen lernen, sich konstruktiv damit auseinanderzusetzen. Erst dann wird Wachstum und Reifung in einer solchen Beziehung wieder möglich (vgl. Sills/Beeber 1995, S. 43-46). Und fließen in Zusammenarbeit mit Vertretern anderer am therapeutischen Prozeß Beteiligten die physische wie die emotionale Unterstützung sowie eine immer den Patienten begleitende Wertschätzung ein, darf von einem Pflegebündnis gesprochen werden, welches von einem sozialen Netz umgeben ist und sich entwickeln kann.

3.7 Die Phasen der Interaktion und der Pflegeprozeß

Die vier Phasen einer sich bildenden interpersonalen Beziehung sind parallel hierzu ganz eng mit dem (zirkulären) Pflegeprozeß gekoppelt. In jeder Phase kann der Pflegeprozeß mehrfach durchlaufen werden. Durch die Aufnahme wird in der Regel Pflegebedarf festgestellt, der sich im weiteren Verlauf verändern, also auch durch die Phasen hindurch, erweitern kann. Dieser phasische und prozeßhafte Verlauf ist sicherlich in der Praxis gut vorstellbar umzusetzen bei der Dokumentation für eine planvolle und systematische Pflege. Ein solcher Verlauf kann eine wesentliche Arbeitshilfe bedeuten.

4 Die Bedeutung des Peplau-Modells für die psychiatrische Pflege

Peplaus Modell betont die psychotherapeutische Komponente des Pflege- und Behandlungsprozeßes. Sie bezieht sich hier ganz stark auf die von Sullivan konzipierte Frühform des SELBST, in dessen einzelnen Entwicklungsstadien es zu Störungen, u.a. durch nicht ausreichende Bedürfnisbefriedigung kommt und sich später in Symptomen manifestieren kann. Hier liegt für Sullivan die Ursache für psychische Erkrankung. In der frühen Mutter-Kind-Beziehung spielt, daran sei noch einmal erinnert, das Begriffspaar Angst und Sicherheit eine prägende Rolle. Hier liegt im Mißlingen dieser Beziehung die spätere Ursache für Störung und Erkrankung. Für einen späteren Aufenthalt in einer Klinik setzt dann das mühevolle Aufarbeiten des Verpaßten und Mißlungenen ein. Denn bzgl. irgendeiner vermuteten genetischen Basis, hegt Sullivan keinen Zweifel daran, daß psychische Erkrankung durch erlittene Lebenserfahrungen herrührt. Und seelisch gesund ist der, der sich selbst kennt: unabhängig davon, ob er soziale Heilung erreicht oder nicht (vgl. Rattner 1990, S. 420-435). Primär durch das Instrument der interpersonalen Beziehung, wie es Peplau beschreibt, sind diese Defizite in mühevoller Kleinarbeit auch mit Hilfe der Pflegebeziehung zu korrigieren. Der Pflege wird ein Stück Therapiekontrolle verantwortlich übertragen. Peplaus Modell ist in den vergangenen Jahrzehnten, besonders auf die psychiatrische Pflege bezogen, ein Stück Therapiewirklichkeit geworden. Sie (die Pflege) nutzt interpersonales Lernen durch eine erfolgte Schwerpunktverlagerung, indem aus Begegnung Beziehung und somit inhaltlicher Prozeß wird. Besonders in den USA gilt das Modell als vorbildlich integriert und soll Überprüfungen standgehalten haben. Vor allem bietet es Universalcharakter an, weil es grundsätzlich auf jede therapeutische Beziehung angewendet werden kann (vgl. Sills/Beeber 1995, S. 47-48).

Bezogen auf bundesdeutsche Verhältnisse, ist eine Arbeit mit dem Peplau-Modell ebenfalls möglich. Nichts sollte Pflegende hindern, dieses Modell in Übereinstimmung mit ihren Vorstellungen von Pflege zu bringen, um es den spezifischen, d.h. auch praktischen Verhältnissen anzupassen. Ein Modell, nach dem sicherlich viele Pflegende in der Psychiatrie schon mehr arbeiten, als sie manchmal ahnen, weil etliche Modellaspekte einer Beziehungsgestaltung z.B. praktiziert werden, ohne daß der Name Peplau immer dahintersteht.

Ein Modell auch, das zu unserem Gesundheitssystem passen kann. Bleibt noch die Frage, ob es kompatibel ist mit der Psych-PV und zumindest in seiner Struktur erkennbar verwendbar ist.

5   Die Psych-PV

Die Textausgabe der „Psychiatrie-Personalverordnung" (Psych-PV) enthält schon im Geleitwort bemerkensweise Sätze, wie z.B. (...) „ daß es erstmals gelungen ist, die Personalbemessung an den diagnostischen und therapeutischen Bedürfnissen der Patienten zu orientieren; das Bett als Maßstab hat ausgedient" (vgl. Kunze/Kaltenbach 1996, S. V). Aber auch dieser Satz ist wichtig für die psychiatrisch Tätigen: ebenfalls von Eberhard Luithlen, dem ehemaligen Referatsleiter im Bundesministerium für Arbeit und Sozialordnung mit anschließender Tätigkeit im Bundesministerium für Gesundheit:

(...) „ *Es ist im Interesse der Psychiatrie in Deutschland, daß die Psychi-atrie-Personalverordnung schnell und richtig angewandt wird"* (vgl. Kun-ze/Kaltenbach 1996, S. V).

Im folgenden soll ein kurzer Überblick über die Bereiche der Psych-PV gege-ben werden, die bezüglich der Fragestellung Relevanz haben.

5.1 Die juristische Basis

Die Psych-PV ist eine Rechtsverordnung mit Gesetzescharakter. Sie gilt auch für die neuen Bundesländer seit dem 3. Oktober 1990. Die gesetzliche Ermächti-gung zu dieser Verordnung enthält § 19 des Krankenhausfinanzierungsgesetzes (KHG). Es regelt die Personalbemessung in der stationären Psychiatrie (vgl. Kun-ze/Kaltenbach 1996, S. 1-3).

Die Psych-PV ist seit dem 1. Januar 1991 in Kraft (vgl. Kunze/Kaltenbach 1996, S. 19). Bei der Erarbeitung gilt das „Wirtschaftlichkeitsgebot" (nach § 17 des KHG), d.h.: die Behandlung hat „ausreichend, zweckmäßig und wirtschaft-lich" zu sein. Die Rechtsverordnung gilt für stationäre und teilstationäre Kranken-hausbehandlung (vgl. Kunze/Kaltenbach 1996, S. 100-101).

Die Verordnung ist einerseits die Grundlage für mehr Personal und fordert an-dererseits eine entsprechende Einlösung auf qualitative Arbeit unter sich verän-dernden Bedingungen ein.

Die Psych-PV beinhaltet ein mehrdimensionales Krankheitskonzept. Es ist ein medizinisches Konzept, das somatische, sozio- und psychotherapeutische Behand-lungsansätze umfaßt. Verfolgt wird ein patienten- und kein institutionenzentrierter Ansatz. Die Umsetzung erfolgt in einem multiprofessionellen Team (vgl. Kun-ze/Kaltenbach 1996, S. 5-6).

5.2 Der Auftrag an das multiprofessionelle Team

Die Rechtsverordnung betont, daß es mit der Psych-PV zu einem Abschluß von Konflikten zwischen alten und neu hinzugekommenen Vertretern anderer Berufsgruppen gekommen ist. Und zwar dadurch, daß jede Berufsgruppe ihren Beitrag selbst zu verantworten hat. Sie relativiert diese Eigenständigkeit mit dem Zusatz, daß (...) „die Art und Ausrichtung der unterschiedlichen Behandlungskomponenten auf das Behandlungsziel (...) ärztlich zu verantworten" ist.

Die Aufgaben der einzelnen beruflichen Gruppen sind in den Regelaufgaben, den sogenannten Tätigkeitsprofilen, beschrieben. Der Supervision wird „Rechnung" getragen durch entsprechend kalkulierte Kosten. Der hohe Stellenwert der Beziehungsebene wird hierbei betont. Mehr Fachpersonal soll mehr Qualität und mehr Sicherung dieser Qualität erbringen (vgl. Kunze/Kaltenbach 1996, S. 12).

Die klinisch-psychiatrische Behandlung vollzieht sich in der Erwachsenenpsychiatrie über folgende drei Bereiche:

- Allgemeine Psychiatrie
- Abhängigkeitskranke
- Gerontopsychiatrie.

Ein ärztlich verordneter Behandlungsplan kann unterschiedliche diagnostische und therapeutische Angebote vorsehen: u.a. die ärztliche Diagnostik und Therapie, die Krankenpflege sowie psycho-, sozio-, ergo- und physiotherapeutische Angebote (vgl. Kunze/Kaltenbach 1996, S. 8).

5.3 Die Regelaufgaben der Pflege

Die Regelaufgaben werden in der Psych-PV für jede Berufsgruppe mit entsprechenden Minutenangaben tabellarisch aufgelistet.

Sie unterteilen sich in Tätigkeits- und Merkmalsbereiche:

1. Allgemeine Pflege (u.a. individuelle Pflegeplanung einschließlich einer Pflegeanamnese)
2. Spezielle Pflege

- Somatische Pflege
- Psychiatrische Pflege
- Einzelfallbezogene Behandlung und Betreuung
- Gruppenbezogene Behandlung und Betreuung
- Visiten des Arztes: Vorbereitung, Teilnahme, Ausarbeitung
3. Mittelbar bezogene Tätigkeiten
- Therapie- und Arbeitsbesprechungen
- Stationsorganisation.

Die Verordnung gilt für fachlich qualifiziertes Personal, d.h. mit Examen. Es wird nicht weiter unterschieden, ob diese Pflegekräfte zusätzlich qualifiziert sind (vgl. Kunze/Kaltenbach 1996, S. 44-51).

Den Begriff Pflegetheorie oder –modell sucht man vergeblich in der Psych-PV. Lediglich der Begriff Therapiedokumentation (=Krankengeschichte) ist näher erläutert. Die Dokumentation wird als berufsgruppenübergreifend bzgl. von Planung, Koordination und Erfolgskontrolle für die Behandlung begriffen. Die Dokumentation hat den jeweils individuellen Behandlungsprozeß nachvollziehbar abzubilden: über eine Problemdefinition soll eine Zielformulierung geschehen, die mit diversen Behandlungsmitteln erreicht wird. Aufgabe der einzelnen Berufsgruppen ist es, jeweils koordinierte Beiträge zu leisten, um dem Gesamtziel näherzukommen. Die einzelnen Schritte sollen dabei Überprüfung erfahren und als Basis für die kontinuierliche Fortschreibung der Therapieplanung und damit der Krankengeschichte dienen, für die der Arzt verantwortlich und zuständig ist und bleibt. Nicht zuletzt bei Wiederaufnahme soll durch Zugriff auf diesen dokumentierten Verlauf verläßlich zurückgegriffen werden. Zugleich dient die Dokumentation auch der internen Qualitätssicherung (vgl. Kunze/Kaltenbach 1996, S. 127).

Alles in allem spricht nichts gegen die Umsetzung einer Pflegetheorie bzw. eines –modells in die pflegerische Praxis. Soviel Spielraum läßt die Psych-PV zu,

die im Kern ein bio-medizinisches Konzept verkörpert und auch die Pflege entsprechend erheblich somatisch gewichtet hat.

Das beschriebene Modell paßt auch zu unserem Gesundheitssystem, von dem
Hilde Steppe schreibt, es sei arbeitsteilig und hierarchisch angelegt. Auch das findet sich in der Psych-PV wieder: die Definitionsmacht über krank oder gesund
wird von einer Gruppe zum Monopol mit der Folge, daß alle anderen beteiligten
beruflichen Gruppen fremdbestimmt sind. Aber nicht nur die Gruppen (und damit
die Pflege) sind betroffen, sondern vor allem die Hauptbetroffenen — die Patienten (vgl. Steppe 1998, S. 183). Aber dies ist eine andere Geschichte!

6 Ist die Pflegetheorie von Peplau mit der Psych-PV vereinbar?

Zurück zur Ausgangsfrage. Obwohl die Autoren der Psych-PV sich nicht auf
ein Pflegemodell beziehen (was man auch nicht erwarten konnte, da es ein Per-
sonalbemessungsinstrument darstellt!), verwenden sie die Begrifflichkeit der
Gruppenpflege (vgl. Kunze/Kaltenbach 1996, S. 127) und des Pflegeprozeßes
(vgl. Kunze/Kaltenbach 1996, S. 44).

Peplaus Modell setzt in der Konsequenz diese Begrifflichkeit voraus (vgl. van
Kampen 1998, S. 97-99). Das Modell mit den beschriebenen Schlüsselkonzepten
ist nach Auffassung des Verf. sehr wohl mit der Psych-PV kompatibel. Es gibt
keinen Grund, einen solch konzeptualen Bezugsrahmen nicht als ein wichtiges
Hilfskonstrukt in die Pflegepraxis zu implementieren.

Wie vor fünfzig Jahren ist die interpersonale Pflegekraft/Patient-Beziehung das
Kernstück psychiatrischer Pflege. Vermutlich wird sich daran auch nichts ändern.

Im inhaltlich letzten Kapitel soll dennoch eine kritische Bewertung, dieser ja
ersten Pflegetheorie überhaupt, nicht fehlen, denn ein Defizit weisen sicherlich
viele (vor allem ältere) Theorien auf, nämlich daß sie nicht theoretisch nachgebes-
sert und damit fortlaufend praktischen Erfordernissen angepaßt zur Verfügung
stehen.

7 Fazit und kritische Bewertung

„Es gibt keine konzeptionslose Pflege noch irgendeinen anderen Lebens-
bereich, in dem Menschen ihre Wahrnehmungen und Entscheidungen nicht
auch an Konzepten, Modellen und Theorien ausrichten, die für sie richtig
und, zumindest in ihrer Erfahrung, für begründet halten. Auch Pflegende
haben individuelle Alltagstheorien, die sie oft mangels einer systematischen
und methodischen Erarbeitung pflegerischer Konzepte und Modelle im Ar-
beitsalltag einsetzen. Um auf die Flut der Eindrücke und den Anforderungen
des pflegerischen Alltags überhaupt reagieren zu können, nutzen Pflegende
zusätzlich zu ihrem Alltagswissen zufällig, eher als im Rahmen einer Pfle-
gemethodik, erworbene Wissensfragmente aus verschiedenen Wissensberei-
chen, z.B. der Psychologie, der Psychopathologie, der Psychiatrie. Diese fü-
gen sich jedoch nicht automatisch zu einem Pflegemodell zusammen, da sie
sich nicht an den Phänomenen orientieren, die die Pflege bestimmen, sondern (berechtigterweise) an denen, die aus der Perspektive des Psychiaters
oder der Psychologin wesentlich zu sein scheinen" (vgl. Schröck 1999, S.
53).

Möglicherweise ist Hildesgard Peplau im Laufe ihrer pflegerischen Tätigkeit
zu ähnlicher Erkenntnis gekommen. Und hat parallel dazu später über einen anderen Studiengang mit anderem Blickwinkel versucht, wie kann erklärt und beschrieben werden, wie Pflegekräfte das tun, was sie zu tun haben (Meleis).

Entstanden ist ein Modell, das damals gewiß seiner Zeit voraus war. Peplau hat
(...) „der Pflege ein neues Paradigma auf der Grundlage einer interpersonalen
Theorie zu geben" (vgl. Sills/Beeber 1995, S. 38) vermocht.

Es ist kein Gesundheitsmodell. Es beruht in Teilen auf Adaption, um den Menschen auch mit pflegerischer Hilfe wieder einzupassen in die Gesellschaft, denn
fehlgeleitete Adaption führt zu Erkrankung (vgl. Schwartz-Barcott 1999, S.80).

Die angenommene Bedürfnisstruktur nach Maslow ist erst durch die Verwen-
dung des Wortes Bedürfnis durch Peplau für die Pflege gewichtig geworden (vgl.

Powers 1999, S. 36 ff.) . Maslows Theorie selbst ist nur begrenzt empirisch untersucht worden (vgl. Fortin 1999, S. 62)

Peplaus Ansatz der Interaktion hingegen entstammt der Sullivanschen Denkschule: klar in Phasen instrumentalisiert, dient er den Zielen, die Peplau als primär verstand (vgl. Wied 1999, S. 133).

Beim Konzept der Angst ist dem Verf. deutlich geworden, wie sehr der Faktor Umwelt/Umfeld fehlt. Angst hat auch eine gewaltige kulturelle Dimension. Das „große Gefühl Angst" als ein „gehindertes Weg!" unserer selbst.

> (...) „Bedenkt man, daß Distanzierung und Isolation des Objekts die Grundgesten der Naturwissenschaften darstellen, so drängt sich der Gedanke auf, daß auch die Wissenschaften einem untergründigen Auftrag folgen: nämlich Angst zu bewältigen und Sicherheit zu erzeugen – ein Auftrag, worin sie den Religionen, deren Gegenspieler sie sind, insgeheim folgen. Wissenschaft als Erlösung von Angst" (vgl. Böhme 2000, S. 228).

An dieser Stelle wird für den Verf. auch deutlich, daß eine Pflegetheorie nicht einfach so importiert und unbearbeitet in einer 1:1-Umsetzung in die Praxis implementiert werden kann.

Ein solches Modell kann Hilfe bedeuten, darf aber nicht zur „Heilslehre" erstarren. Denn Peplau verlangt den Pflegekräften vermutlich mehr ab, als diese imstande sind zu leisten. Zumal die Rahmenbedingungen oft nicht so sind, daß auf die Schnelle nach Peplau gepflegt werden kann: pädagogisch wertvoll und immer das Wachstum vor dem geistigen Auge habend.

8 Schlussbetrachtung

Es ist zum ersten Male zu einer näheren Betrachtung einer Pflegetheorie oder eines Modells für die Pflege gekommen. Der Verf. hat ein Stück weit verstehen wollen, warum ein solches Modell für die praktische Pflegewirklichkeit nützlich sein kann und Pflegetheorie zunehmende Bedeutung auch für die Praxis bekommen muß, damit Theorie nicht zum Selbstzweck wird. Peplaus Modell hat sich mit Einnschränkungen versehen für den Leser als hoffentlich verstehbar, hand-habbar und sinnhaft erwiesen. Das Modell ist einst sowohl induktiv (vom Einzel-nen auf das Allgemeine schließend) als auch deduktiv (aus dem Allgemeinen auf das Besondere ableitend) erarbeitet worden. Es spricht auch nichts dagegen, die-ses Modell mit einem weiteren zu kombinieren. Zu allem werden sich sicherlich eine Menge praktischer Fragen ergeben, so wie ja allen gefundenen Antworten zumeist immer erst Fragen vorausgegangen sind.

Die Praxis muß entscheiden, welche „Bedürfnisse" am ehesten mit welcher Theorie abgedeckt werden können. Die Beschäftigung hat auf jeden Fall dazu geführt, daß der Verf. ein wenig mehr theoriegeleitetes Verständnis entwickeln konnte.

Und das sollte Theorie ja auch sein: angewandte Praxis!

9 Literaturverzeichnis

Bartholomeyczik, S.: Vorwort zur deutschen Übersetzung. In: Howard Simpson: Pflege nach Peplau.. Die Übers. des Buches besorgte Rieforth, G. Freiburg im Breisgau: Lambertus Verlag 1997, S. 9-12.

Böhme, H.: Leibliche und kulturelle Codierungen der Angst. In: Große Gefühle – Bausteine menschlichen Verhaltens. Herausgegeben vom ZDF-nachtstudio. Frankfurt am Main: Suhrkamp Verlag 2000, 1. Auflage, S. 214-239.

Chinn, P.L., Kramer, M. K,: Pflegetheorie: Konzepte – Kontext – Kritik. Übers.: Börger, H.. Bearb.: Felden, K.. Berlin, Wiesbaden: Ullstein Mosby GmbH & Co. KG 1996.

Fortin, J.: Bedürfnisse. In: Kollak, I., Hesook, S. K. (Hrsg.): Pflegetheoretische Grundbegriffe. Bern, Göttingen, Toronto, Seattle: Verlag Hans Huber 1999, S. 56-70. Übers. von Pitt, N..

Kirkevold, M.: Pflegetheorien. Aus dem Norw. übers. Von Christa Pleyer. München, Wien, Baltimore : Urban & Schwarzenberg 1997.

Kunze, H., Kaltenbach, L. (Hrsg.); Auerbach, P.: PsychiatriePersonalverordnung: Textausgabe mit Materialien und Erläuterungen für die Praxis. Stuttgart, Berlin, Köln: Verlag W. Kohlhammer GmbH 1996, 3. erw. Aufl..

Peplau, H. E.: Interpersonale Beziehungen in der Pflege: ein konzeptueller Bezugsrahmen für eine psychodynamische Pflege. Übers. von Kelling, G.. Hrsg. Und mit einem Vorw. Von Mischo-Kelling, M.. Basel/Eberswalde: RECOM Verlag 1995.

Peplau, H. E.: Zwischenmenschliche Beziehungen in der Pflege: ausgewählte Werke. Hrsg. von O'Toole, A. W. u. Welt, S. R.. Aus dem Amerik. von Raggenbass, R.. Bern, Göttingen, Toronto, Seattle: Verlag Hans Huber 1997.

Powers, P.: Bedürfnis/Bedarf. In: Kollak, I., Hesook, S. K. (Hrsg.): Pflegetheoretische Grundbegriffe. Bern, Göttingen, Toronto, Seattle: Verlag Hans Huber 1999, S. 36-54. Übers. von Stamm, U. u. Kramer, A..

Rattner, J.: Klassiker der Tiefenpsychologie. München: Psychologie Verlags Union 1990.

Schröck, R.: Bedeutung der Pflegetheorien für die Entwicklung der Pflegewissenschft in Deutschland. In: Psych. Pflege Heute 3. Jg. Heft August 1997, S. 167-174.

Schröck, R.: Konzepte, Modelle und Theorien. In: Schädle-Deininger, H., Villinger, U.: Praktische Psychiatrische Pflege: Arbeitshilfen für den Alltag. Bonn: © Psychiatrie-Verlag gem. GmbH 1996, S. 53-76.

Schwarz-Barcott, D.: Adaptation. In: Kollak, I., Hesook, S. K. (Hrsg.): Pflegetheoretische Grundbegriffe. Bern, Göttingen, Toronto, Seattle: Verlag Hans Huber 1999, S. 72-85. Übers. von Muschelknautz, E..

Seiffert, H.,: Theorie. In: Handlexikon zur Wissenschaftstheorie. Herausgegeben von Helmut Seiffert und Gerard Radnitzky. dtv wissenschaft. München: Deutscher Taschenbuch Verlag GmbH & Co. KG, 2. Aufl. Oktob. 1994, unveränd. Nachdruck des 1989 im Verlag Ehrenwirth, München, ersch. Werkes.

Sills, G. M., Beeber, L. S.: Hildegard Peplaus interpersonale Pflegekonzepte. In: Mischo-Kelling, M., Wittneben, K.:Pflegebildung und Pflegetheorien. München, Wien, Baltimore: © Urban & Schwarzenberg 1995, S. 37-49.

Simpson, H.: Pflege nach Peplau. Freiburg im Breisgau: Lambertus Verlag 1997.

Steppe, H.: Pflegetheorien und ihre Bedeutung für die Praxis. In: Die Schwester/Der Pfleger 28. Jg., Heft 4/89, S. 255-262.

Steppe, H.: Umsetzung von Pflegetheorien in die deutsche Pflegepraxis. In: Psych. Pflege Heute 4. Jg. Heft November 1998, S. 182-188.

van Kampen, N.: Theoriebildung in der Pflege: eine kritische Rezeption amerikanischer Pflegemodelle. Frankfurt am Main: Mabuse-Verl. 1998 (Mabuse-Verlag Wissenschaft; 39).

Walter, G.: Pflegetheorien, Modelle, Leitbilder und Konzepte: Ihre Bedeutung für die psychiatrische Pflegepraxis. In: Sauter, D., Richter, D. (Hg.): Exüerten für den Alltag. Professionelle Pflege in psychiatrischen Handlungsfeldern. Bonn: © Psychiatrie-Verl. 1999, 1. Aufl., S. 79-95.

Wied, S.: Interaktion. In: Kollak, I., Hesook, S. K. (Hrsg.): Pflegetheoretische Grundbegriffe. Bern, Göttingen, Toronto, Seattle: Verlag Hans Huber 1999, S. 130-143.

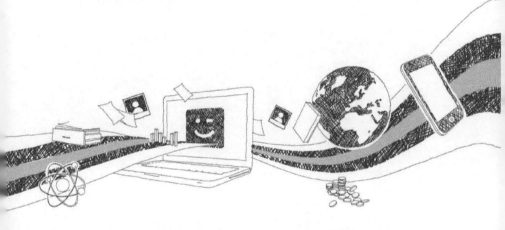
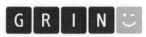

Ingram Content Group UK Ltd.
Milton Keynes UK
UKHW010755280423
420934UK00004B/274